Kompetenceudvikling

Mental og fysisk genopretning i Folkeoplysningen

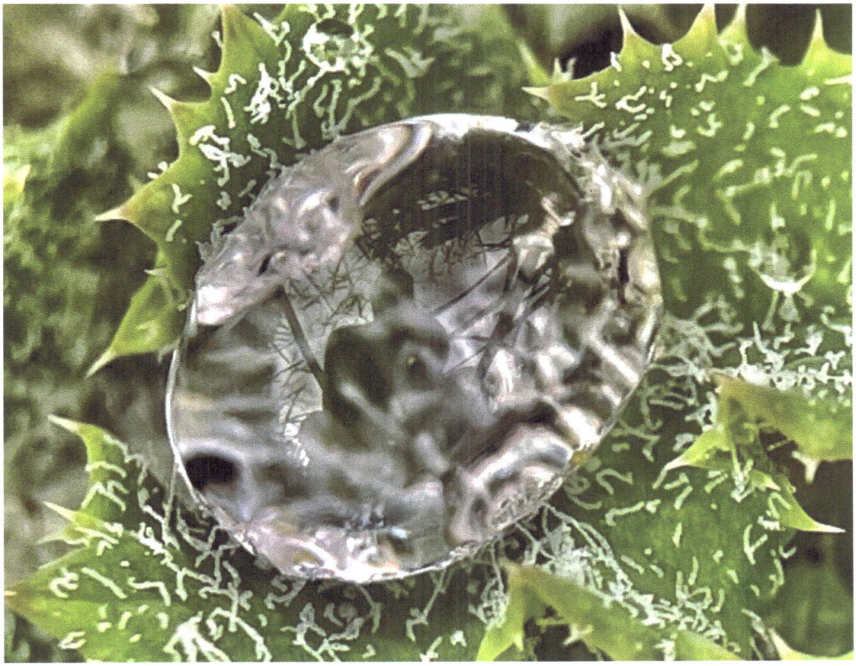

Kolofon:

Januar 2022 © Lone Rytsel

Redaktion: Lone Rytsel Sandvig Folkeoplysning og Fortælleværksted

Forlag: BoD – Books on Demand – Hellerup – Danmark

Tryk: BoD – Books on Demand – Norderstedt – Tyskland

ISBN: 9788743013549

Lone Rytsel – Skoleleder, foredragsholder, underviser og forfatter

Sandvig-Folkeoplysning.dk lone@lonerytsel.dk

Baggrunden for projektet

Forsidebilledet viser en vanddråbes skønhed. Et foto taget af kunstner og forfatter Lawrence Lindhardt Christensen.

Kan vi på samme måde tale om Coronas skønhed? Måske ikke. Men vi kan godt forsøge at finde meningen med en verdensomspændende pandemi.

Dansk Oplysningsforbund har givet økonomisk støtte til dette projekt, der primært skal vise, hvordan Corona har påvirket os og vores livsvilkår. Men også har givet ideer til Folkeoplysningens rolle i et samfundsproblem og den kompetenceudvikling, vi kan være med til udvikle.

Hvad skete der og hvorfor?

Set i et helikopterperspektiv var vores liv blevet så overvældende, at stort set alt, var muligt. Vi kunne rejse, hvorhen vil ville, Vi kunne købe næsten, hvad vi ville, Vi var rige på mange måder. Selvfølgelig ikke helt korrekt for alle i verden. Men hvis vi holder os lidt til Danmark, så havde vi stort set ingen begrænsninger, så da Corona begyndte at begrænse os, blev vi bange og utrygge og mistede forbindelsen til det liv, vi havde haft.

Alle reagerer forskelligt på den slags udfordringer. Nogle kæmper for at bevare situationen, som den var, og ofte forgæves. Demonstrerer, skriver læserbreve, debatterer på Facebook og forstår ikke dem, der er uenige. Andre leder efter andre muligheder og udveje, accepterer, at noget ikke kan lade sig gøre, men stiller spørgsmål til, hvad der så er muligt i stedet for.

Læste forleden, at mange af de, der mistede, deres arbejde pga. Corona nu efter et år eller mere ikke er kommet i arbejde igen på trods af, at der for øjeblikket er stor mangel på arbejdskraft. Er det alder eller arbejdsområde, der giver det resultat, eller er det manglen på fleksibilitet og evnen til at tænke i nye muligheder? Det er er der sikkert nogen, der vil forske i.

Men tilbage til meningen med Corona. Hvad er meningen? Er det, fordi vi skal lære at komme ned i tempo og ned i behovet for flere biler, flere flyrejser, flere ferier, flere smarte elektroniske muligheder, som vi tror, vi ikke kan undvære. Måske skal vi til at lære at leve mere i nuet. Acceptere begrænsninger, som noget sundt for os?

Jeg kender ikke svaret, men kan se, hvem der klarer sig bedst i en tid med begrænsninger og forhindringer. De, der ikke er bange for at forandring og ikke bange for at prøve noget nyt og se muligheder i begrænsningerne.

Her har folkeoplysningen et stort ansvar og uanede muligheder for at vise nye veje til at kunne løse et samfundsproblem.

Jeg har i projektet mødt mange forskellige reaktioner og sammenskrevet deres kommentarer.

<u>Én siger:</u>

"Uretfærdigt han skulle slutte livet på den måde. En levende spændende mand. Højt uddannet og parat til at yde en politisk indsats for samfundet. Og så bliver han syg, og det går stærkt. Uværdigt og urimeligt, og at vores land har det bedste sundhedssystem oplevede jeg ikke meget til. Det gik alt for stærkt, og der var ingen hjælp at hente. Han blev hurtigt indlagt og så blev han smittet med Corona og isoleret, og jeg fik ikke mulighed for at sige farvel til ham. Hvordan skal jeg komme videre herfra? Sorg, vrede, frustration og et usigeligt raseri. Jeg lagde mig på sofaen, tændte for TV og vendte ryggen til verden, indtil jeg var ved at følge efter ham. Heldigvis havde jeg en god veninde, der ikke tog et nej for et svar og tvang mig med til undervisning i Tai-chi. I starten var det udendørs og siden, da det blev koldere, inden for. Min psyke var død, men min fysiske krop, kom langsomt i gang, og derfra kom der glimtvis af lys i mit sind, og det var takket være et aftenskoleforløb i dagtimerne sammen med andre, der ikke var ligesindede, men som også havde oplevet tab og sorg."

En anden fortæller:

Hun arbejdede i en virksomhed, som blev lukket ned samtidig med andre virksomheder, og selv om de kom tilbage i en periode, så endte det med at virksomheden blev lukket helt. Det værste var usikkerheden og det ikke at vide, hvad der ventede hende. Hun blev stressramt og endte med at blive langtidssygemeldt, og kunne ikke klare at søge nyt arbejde. Nu er hun i gang med en udredning, for at se, hvor meget arbejdsevne, der er tilbage i hende. Det er så belastende, at hun synes, hun bliver dårligere af det pres, hun bliver udsat for. Hun bliver fritaget for aktivering, men bliver opfordret til at finde noget undervisning, hun måske kan magte.

"Jeg var blevet overvægtig. Måske trøstespiste jeg. Jeg ved det ikke, men jeg magtede ikke at tænke på det også. Det var slemt nok med usikkerheden om min økonomiske fremtid. At tænke på at deltage i noget fysisk kunne jeg slet ikke forestille mig. Men der blev mulighed for at jeg kunne deltage i et fortællekursus, hvor det gik ud på at fortælle om det, vi havde lyst til. Gerne vores erindringer eller hvad der interesserede os. Jeg prøvede en gang, men det var for belastende at lytte til de andres historier. Det var jeg alt for stresset til. Men så fik jeg mulighed for et kortere tilbud over 4 uger, hvor vi kun var 3 deltagere. Det blev min redning. Her kunne jeg fortælle om det, der fyldte mig, mine bekymringer, og undervejs oplevede jeg det fantastiske, at alle mine gode oplevelser fra min barndom kom til at fylde så meget, at jeg opdagede, at der var noget at leve videre for, og jeg begyndte at kunne se en fremtid for mig."

En tredje fortæller:

”Nedlukning af Danmark 11. marts 2020, gjorde mig bange. Virkelig bange. Jeg husker mine bedsteforældre fortælle om krigen og om Danmarks besættelse og de begrænsninger, det gav dem. Restriktioner og smørmærker, kaffemærker og mangel på andre varer. Jeg gjorde lige som mange andre, styrtede ned i det lokale supermarked og købte stort ind af toiletpapir, havregryn, mel, gær, smør og kaffe. Videre til det næste supermarked, der havde langtidsholdbart mælk og købte 12 dunke. Jeg fik hjertebanken og mavepine, men opdagede hurtigt, at begrænsningerne ikke var så store alligevel, Vi kunne leve videre næsten som før. Men ikke jeg. Gardinerne blev trukket for, persiennerne lukket ned, jeg tog ikke telefonen, isolerede mig og havde ingen kontakt med nogen. Jeg vidste med min sunde fornuft, at der var noget galt, men kunne ikke komme ud af det. Min eneste kontakt til omverdenen var at følge de pressemeddelelser, der blev udsendt i TV og radio. Og hver gang galoperede mit hjerte afsted. En dag vovede jeg at gå på Facebook, som ellers tidligere havde været en stor fornøjelse for mig. Jeg havde ikke turdet i 3 måneder. Jeg var sikker på, at det var smittefarligt, selv om jeg godt vidste, at det ikke var muligt. Men heldigvis fik det mig til at vågne lidt op igen. Jeg læste om muligheden for at mødes på Zoom. Det kendte jeg ikke noget til, og regnede heller ikke med, at jeg kunne finde ud af det. Men efter nogle forsøg lykkedes det mig at komme ind på et onlinemøde om at være kreativ, selv om man ikke kunne mødes. Det var ufarligt. Jeg behøvede ikke at sige noget, men bare se og lytte. Meget inspirerende. Og jeg kom i gang med at brodere, som jeg ikke havde gjort i mange år. Verden blev pludselig ikke så farlig, og jeg vovede at gå udenfor. Ikke at jeg talte med nogen, men jeg begyndte at handle lidt ind, og mit køleskab fik igen friske varer. Mundbind, vaccinationer og test blev ord jeg lærte at kende og benytte mig af. Og jeg blev mere og mere modig. Begyndte også at turde sige noget, når jeg var på Zoom, og broderierne voksede, og min angst blev gradvis minimeret, selv når der kom nye varianter af Corona. Min taknemmelighed er stor overfor de undervisere og den skole, der ikke lod sig nedlukke, men fandt nye veje til at aftenskoleundervisning kunne fortsætte på trods af manglende mulighed for at kunne mødes fysisk."

En fjerde fortæller:

”Jeg var heldig. Pensionsalderen lå foran mig. Jeg nåede ikke en reception på grund af Corona, men økonomien var på plads. Der kom en løncheck ind af døren hver måned. Og jeg havde glædet mig. Verden stod åben for mig. Jeg kunne gøre alt det, jeg i mange år havde haft lyst til, men ikke haft tid til. Fordi jeg skulle passe mit arbejde.

Nej, hvor skulle jeg nyde det. Men sikke en nedtur. Først kunne jeg ikke huske, hvad det var, jeg ville gøre, som jeg tidligere var gået glip af, og når det dukkede op i glimt, var jeg enten blevet for gammel eller for syg eller havde ikke længere lyst til det.

Og når der endelig dukkede noget op i disen af Net-flix serier, og så var det ikke muligt. Jeg ville rejse ud i verden, og hvis økonomien ikke holdt til det, ville jeg besøge en masse spændende museer i Danmark. Og det spændte Covid-19 også ben for. Enten var det ikke muligt at rejse derhen, hvor jeg ønskede, eller også var museerne lukkede.

Så tænkte jeg, at det kunne være sjovt med en genbrugsbutik, som jeg selv åbnede. Måske i garagen, som ikke havde været brugt i mange år. Og pludselig dukkede der nogle flere ideer op. Garagen var brugbar, men skulle restaureres og males. Og det skulle være en byttecentral.

Så pludselig havde jeg et "arbejde". Jeg kunne ikke invitere gæster ind, mens der var restriktioner, men alt forarbejdet kunne lade sig gøre, og mange af "varerne" kunne jeg finde på mit eget loft. Så jeg begyndte der, og i perioder var det muligt at lukke op for kunder, og der hvor det ikke var muligt, hyggede jeg mig med at nyde det, der var og få nye ideer til, hvad byttecentralen skulle indeholde. Nu har jeg min egen lille biks, arbejder med regnskab og salg og ser på min pensionistfremtid med positive øjne."

Forfatter, foredragsholder, familiekonsulent/socialrådgiver

Fb side: @annebrigittaholde

Mail: annebrigitta@gmail.com

Det handler om selve livet

I de seneste to år under pandemien har vores forestillingsevne været sat på en prøve. Mange af os har igennem noget tid været bevidste om klimaforandringer og kender ordet biodiversitet som noget, der er nødvendigt at forholde os til. Men hvordan gør vi os egentlig rustet til at være i og at rumme de forandringer, der sker i en tid med øget sygdomstegn og sågar dødsfald.

Det handler om selve livet. Nogle mennesker oplever, hvordan det har været at blive rask efter svære livstruende sygdomme.
Mærker taknemmelighed og en stor ydmyghed overfor livet, som med ét, er som forvandlet. Som at være genfødt.

Vi er blevet tvunget til at se, at vores valg ikke blot er vore egne og at vi er uløseligt forbundet med andre mennesker. Fællesskaber får nye betydninger og vi bliver måske igen et bedre vi. Det kræver et valg.

Jeg tror netop, at tiden nu er inde til, at vi begynder at se de små og nære ting i vores liv. At vi begynder at tænke lidt dybere over, hvad de betyder og hvordan de hænger sammen med de store og svære ting i den globale sammenhæng.

De fleste udfordres, når uforudsigelighed opstår. Som velfærds mennesker er mange ikke rustet til at rumme kriser. Vi er så vant til at skulle have styr på og fikse. Mange bliver lamslåede og rystes personligt. Når vi pludselig står der og dingler i frit fald, er vi særligt sårbare. Mennesker opdager pludselig, hvad fællesskaber, venner og familie betyder. Noget vi ofte tager for givet, vendes pludselig på hovedet og vi tvinges i at tænke nyt og handle anderledes i livet.

DOF – Sandvig Folkeoplysning og Fortælleværksted har spillet en ekstra stor rolle i denne tid. Når vi ikke har kunnet mødes fysisk, har vi mødt hinanden på zoom. Her har vi for eksempel kunnet lære nyt om hinanden og flere forfatterinterview er blevet til podcast til gavn for flere.

Der har været afholdt kulturelle arrangementer, hvor vi har kunnet berige hinanden på kryds og tværs i nytænkende og anderledes rammer.
Jeg er personligt opløftet over, hvilken betydning det har haft og på den kreativitet, som er opstået heri. Der er indgået aftale om, at det fortsætter, så vi sammen fremover kan holde flere foredrag og event med forskelligt

indhold. På den måde kan vi samskabe nye oplevelser, udforske os selv og andre og få ny viden og erkendelser.

Det er ikke nyt. Det er sket før og vil ske igen. Når vi efterlades forbløffede og fortumlet, må vi skabe fred i hjertet. Som skyer på himlen der kommer og går.

Mennesker kan føle sig på glatis, men vi må ikke miste fodfæstet. Lad ikke vores besværligheder og afsavn være forgæves. Der er en mening med galskaben.

Vi har fået lov til at tænke lidt over tingene. Verden er stadig et vidunderligt vildt sted, men jeg er bange for, hvis frygten går over uden at efterlade sig nogen forandring hos os.

Hos DOF – Sandvig Folkeoplysning og Fortælleværksted kan vi skabe sammenhængskraft og følelse af at være et ”vi.” Når vi opdager, at den civilisation, vi kender blot er et korthus, bidrager dette fællesskab til at bryde ensomheden for en stund.
Hvert enkelt menneske er her ikke blot en lille brik, men kan i bedste fald gå derfra med en følelse af betydningsfuldhed og at være en del af noget større.

Fortsatte med at lave kurser uden at skulle mødes fysisk

Som underviser er det vigtigt at kunne have kursister. Da vi ikke kunne mødes fysisk, betød det, at jeg som underviser var nødt til at tænke på nye muligheder for stadig at kunne undervise.

Jeg havde i lang tid vægret mig ved at skulle bruge de elektroniske medier til undervisning, selv om jeg havde set mange kolleger bruge video, seminarer og andre muligheder for at flere deltagere kunne mødes, uden at mødes fysisk. Derfor tog jeg et kursus og købte en version af Zoom, så jeg kunne undervise der.

Det betød, at jeg kunne fortsætte med at lave kurser uden at skulle mødes fysisk, men indholdet i kurset medvirkede til, at deltagerne kunne komme ud i naturen hver for sig og derved kombinere fysisk aktivitet med at skrive. Deltagerne udviklede sig gennem øvelserne hver for sig og ved at dele deres tekster i et fælles internetforum, kunne de udvikle sig sammen.

Jeg valgte også selv at deltage i et forløb med at skrive sammen og hver for sig.

Folkeoplysning og det at kunne udvikle sig fysisk og mentalt sammen vil altid være en nødvendighed for nogen, og det kan sagtens fortsætte med den fornødne vilje og indsats fra alle sider.

Der var mange fordele ved at kunne undervise på Zoom, fx besparelse på transportudgifter, mange kursister på holdet også langvejs fra/de geografiske afstande betød ingenting og lokaleproblemer var heller ikke et tema.

Ulemper kunne være, at der i nogle tilfælde nemmere opstår en synergieffekt, når flere er til stede i samme lokale, og det kunne ikke opnås i samme høje grad via Zoom. Der var fx møder, hvor folk på grund af hjemmeskoling var nødt til at have deres børn med ved siden af, hvilke kunne forstyrre deres koncentration. Ligeledes en lille detalje, at mange følte sig mere frie, fordi de var i eget hjem, og det kunne betyde uro i skærmbilledet, når deltagerne gik til og fra skærmen.

Coronaen betød, at mange mistede den fysiske, sociale kontakt med andre. Afhængig af deres mestringsstrategier kunne det betyde fremkaldelse af angst og nedtrykthed pludselig at være så meget alene eller kun med den nærmeste familie.

I denne sammenhæng mener jeg, at folkeoplysningen har en vigtig rolle at spille i forhold til at hjælpe til at udvikle personlige mestringsstrategier, så det at være alene ikke er en katastrofe men en mulighed for udvikling på andre områder.

Coronaen gav anledning til udvikling af nye hobbies, fx boomede hele strikke- og hækleindustrien, der opstod en masse grupper på Facebook, hvor folk hjalp hinanden i en hidtil uset grad. Plantefarvning blev populært igen, fordi man kunne mødes i naturen og stadig holde afstand, imens der blev arbejdet med garnet.

Lysten til at skrive blomstrede, og der opstod skriveklubber og fællesskaber på kryds og tværs af interesserer og faglige niveauer. Forfattere og illustratorer, forlæggere og andre i den gruppe fandt hinanden og indledte nye arbejdsfællesskaber til gavn for alle

Internettet gav mulighed for, at mange flere kunne finde sammen i arbejds- og interessefællesskaber.

Jeg havde egentlig regnet med at gå på pension og stoppe med at arbejde, men takket være internettet, Zoom og Facebook blev det muligt at fortsætte med at kunne tilbyde kurser og derved sikre en ekstra indtægt i min virksomhed. Personligt har det været en fornøjelse at opleve, at jeg stadig kan bidrage med min faglighed og mine 40 års erfaring som underviser.

Folkeoplysningen kan bidrage til at skabe livsudviklende kurser, der kan ruste deltagerne til bedre at kunne håndtere forandringer i samfundet, og at tage stilling til det kæmpestore bombardement af informationer, vi har adgang til, hvis vi er online.

Der vil være brug for kurser i kildekritik, brugen af internettet generelt og specifikt hvordan man fx beskytter sig imod falske nyheder, spam, falske mails, svindlere osv. Alt dette er for mange en fuldstændigt uoverskuelig opgave, som kan læres. Det kan gøres både via Zoom og ved fysiske møder, når det er muligt.

Som tidligere nævnt er behovet for at skrive steget i de senere år, og derfor vil der fortsat være behov for kurser, hvor man kan lære at skrive sin livshistorie, lave slægtsforskning og fortælle familiehistorier.

Der vil altid være brug for kurser, der giver mulighed for at se indad. Desuden kan der være brug for kurser med en mere udadrettet samfundskundskab, viden om historien både lokalt og globalt. I takt med at folk vil rejse mindre ud, vil der især være brug for at lære danske egne at kende, derfor vil man kunne udnytte Zoom til fx at skabe netværk, hvor man udveksler erfaringer om specifikke steder osv. Jeg kunne forestille mig

Zoommøder, hvor man deltager fra forskellige egne i landet, og hvor deltagerne fortæller om deres egen egn og senere får lyst til at besøge hinandens område og måske mødes personligt.

Der kan blive brug for kurser, hvor deltagerne lærer om deres lokalmiljø, historiske og naturmæssige perspektiver. Kurser om hvordan de finder mentalt og fysik overskud i deres nære omgivelser, lever sundere og finder nye veje til sundhed og overskud.

Der er uendelige muligheder for at tænke i helt nye kurser og workshops samt møder på Zoom og Facebook udover de traditionelle møder i fysiske lokaler.

Marie Lenstrup – foredragsholder, forfatter og formand for foreningen Pårørende i Danmark. Egen hjemmeside www.mariannelenstrp.dk foreningens hjemmeside www.paaroer.dk – mail: marie.lenstrup@gmail.com

Isolation og online aktiviteter

For os alle har coronatiden medført perioder med mere eller mindre skrap isolation. Det har været svært for mange, især de unge, mens det for nogle (også) har været en uventet lejlighed til at genvurdere work-life balancen, livsvalgene og fremtidsønskerne. Om isolationen udelukkende har været ubehagelig, eller om den også har bragt noget positivt med sig, afhænger ikke kun af personlighed, men i høj grad også af ens livsomstændigheder, da stilheden sænkede sig.

Den gruppe, jeg arbejder med til hverdag, nemlig pårørende til handicappede og kronisk syge, har vist sig at blive ganske hårdt ramt. I forvejen er netop denne gruppe særligt udsat for ensomhed og social isolation. I 2016 samarbejdede fem organisationer fra Folkebevægelsen mod Ensomhed om en undersøgelse blandt vores medlemmer baseret på den internationalt anerkendte UCLA Loneliness Scale. 3200 personer besvarede undersøgelsen, som viste, at 18% af mennesker med en sygdom og 19% af deres pårørende oplevede ufrivillig ensomhed (til sammenligning fandt en identisk undersøgelse fra Mary Fonden, at antallet af ensomme i befolkningen som helhed andrager godt 4 %).

Da coronaen ramte, betød det i første omgang en brat udelukkelse af besøgende fra plejecentre og bosteder. Pårørende blev isoleret fra deres kære, også i den allersidste del af livet – ægtefæller, der havde fejret diamantbryllup sammen kunne pludselig ikke længere ses dagligt, demensramte og udviklingshæmmede glemte deres pårørendes ansigter, og selv til begravelser var der strenge restriktioner på de sørgendes antal.

Blandt de samboende isolerede man sig mere eller mindre frivilligt. Aktivitetscentre lukkede og frivillige foreningers arrangementer blev aflyst, så kronisk syge og deres pårørende mistede de udadvendte aktiviteter, der havde gjort hverdagen til at holde ud. Nogle steder blev hjemmehjælpen reduceret pga personalemangel, mens familierne selv i andre tilfælde frasagde sig hjælpen af frygt for at få virus med ind ad døren.

Og af samme grund valgte mange pårørende frivilligt en meget strengere isolation, end myndighederne anbefalede. Man afskar sig fra venner, familie og interessefællesskaber, man handlede ind på nettet og gik kun ud, når man kunne være sikker på ikke at møde andre mennesker. Alt sammen af frygt for at være den, der bragte sygdom med hjem til et allerede sygt familiemedlem, som (inden vaccinen kom) var i risiko for et meget alvorligt sygdomsforløb.

Denne voldsomme fysiske isolation drev især ældre, som ikke tidligere havde haft et socialt liv på nettet, til at øve sig på sociale medier og på forskellige mødeplatforme som en metode til at holde kontakten med (især) den nærmeste familie. Tiden vil vise, om de nye digitale evner vil betyde, at online foredrag, webinarer m.m. bliver mere populære, eller om den lange isolation har medført en tørst efter fysiske møder mellem mennesker i 3 dimensioner.

Helt praktisk og konkret er mine oplevelser fra pårørendeområdet, at det har været stort set umuligt at samle deltagere til fysiske aktiviteter under coronakrisen – uanset om det drejer sig om enkeltstående foredrag, kurser over flere dage, eller gruppebaserede aktiviteter, og uanset om aktiviteterne har været planlagt i store byer eller i provins-Danmark.

Til gengæld har der været god interesse for digitale aktiviteter som live-streamede webinarer og filmede foredrag udgivet på nettet. Det har givet mulighed for at samle pårørende på tværs af landet, ligesom man har kunnet tilgå optagelserne på det tidspunkt, der passede bedst i den enkeltes hverdag. Og det har åbnet nye muligheder for de allermest belastede pårørende, som også under normale omstændigheder ville have svært ved at komme hjemmefra pga. deres kæres store omsorgsbehov. Det er vældig positivt.

Men der er også en bagside. Hvor jeg altid har oplevet en stor interesse og åbenhed blandt deltagerne i fysiske foredrag for at stille spørgsmål og fortælle om egne oplevelser i plenum, og for at indgå i tætte samtaler med andre deltagerne i pauserne, så har mine/vores digitale tilbud været nærmest blottet for interaktion mellem oplægsholder og deltagere og mellem deltagerne indbyrdes, selvom vi har gjort vores bedste for at understøtte interaktion.

Hele selvhjælpsbevægelsen bygger på tanken om helende fællesskaber, hvor deltagerne kan møde ligestillede til spejling og erfaringsdeling. Gang på gang har jeg oplevet det magiske, at 6-8 udfordrede mennesker sætter sig om et bord og en kande kaffe, og når de rejser sig igen to timer senere, har de det bedre. Intet er forandret, men de har fået luft og forståelse. Derfor ser jeg oplysende aktiviteter for pårørende til handicappede og kronisk syge som noget, der både har en direkte værdi igennem den delte oplysning og en væsentlig indirekte værdi, fordi oplysningsaktiviteterne samtidig faciliterer disse møder mellem ligestillede. Hvis dette møde forsvinder, når oplysningen flytter på nettet, så mister deltagerne et utroligt værdifuldt og gavnligt aspekt ved arrangementet.

Samtidig risikerer man som oplægsholder at miste den læring, der altid kan uddrages af deltagernes reaktioner, spørgsmål og kommentarer efter et foredrag. Hvad fandt deltagerne vigtigt nok til at tage op i spørgetiden? Hvad krævede bedre forklaring? Hvad oplevedes at ramme plet hhv. skævt i forhold til netop denne gruppe? Hvad berørte, hvad morede, hvad vækkede til eftertanke?

Dette betyder ikke, at online folkeoplysende aktiviteter skal fravælges i fremtiden, men at vi endelig ikke skal tro, at de kan erstatte det fysiske samvær omkring en fælles interesse og fælles livsvilkår.

Birgitte Flensholt – Kostkonsulent, foredragsholder, underviser og forfatter

Tlf. 26121162 – www.flensholt.dk

En tung dyne over verden

Coronaen lagde sig som en tung dyne over verden. Vi blev alle påvirket og måtte gøre nyt for at kunne være med. Håndsprit, afstand, mundbind blev hverdag. Frygt, modløshed, ensomhed, lukkethed, kontrol blev hverdag. "Pas på hinanden" – blev sætningen både på skrift og i tale.

Jeg hentede min yngste hjem fra efterskolen ligesom 1000 vis andre forældre gjorde landet over – et drømmeår blev sat på standby og jeg kunne hver dag se og mærke savn, skuffelse og ind imellem vrede.

Efterskolen var hurtigt i gang med online undervisning. De holdt ugentlige "familiemøder" online og aktiviteter blev fastholdt. Løbeholdet skulle hver uge dokumentere løbetræning og Vikingeholdet skulle hver uge dokumentere en dukkert i det kolde vand. Det blev til gode ture ud til stranden, hyggelige samtaler undervejs og små optagelser, der sikrede vikingehjelm og mjød til efterskoleårets afslutning. De ugentlige løbeture gav ekstra mening, da efterskolen arrangerede et lokalt Marathon i stedet for det planlagte Copenhagen Marathon.

Det krævede meget at være hjemsendt, men lige præcis de unge efterskoleelever viste en vilje til at holde ud og gøre det bedste i håbet om at komme tilbage og gøre efterskoleåret færdigt. Daglige rutiner – at modtage undervisning online, at fastholde aktiviteter og at fastholde gruppemøder online. De kom tilbage. Stor gensynsglæde og med et tydeligt mål, at de sidste seks uger skulle have alt det bedste. De blev min inspiration.

Mit firma blev ikke tvangslukket, men alle kunder trak sig. Alt blev aflyst. Foredrag, hjemmebesøg, projekter, undervisning smuldrede. Der kom hjælpepakker. Det er jeg taknemmelig over.

Jeg har;

- sikret, at hverdagen hænger sammen for os herhjemme.
- sørget for at holde min måltider, gå mine ture, passe mine søvn – passe på mig.
- trænet nærvær.
- lavet en daglig praksis – meditation eller øvelse. Hver eneste dag har jeg trænet jordforbundethed – at stå fast, dybt forankret på jorden. Det samme opad til noget større. Jeg har skabt et holdepunkt opad og nedad – jeg kan ikke vælte, jeg har noget at holde fast i og støtte mig til. Indstillingen – "det skal nok gå" – er en stor hjælp hver eneste dag. "Pas på dig selv", blev min sætning efterfulgt af "Pas på hinanden"

- flyttet til en mindre og billigere bolig.
- sagt ja tak til nye fællesskaber online f.eks. skrivning og fortælling og har derigennem mødt nye og meget inspirerende mennesker, som jeg mødes med fysisk og jeg har fået mod og lyst til at skrive meget mere.
- fulgt efteruddannelse inden for mit felt online og har der mødt mennesker, som har inspireret mig og som jeg har kunnet inspirere. Enkelte er blevet til nære relationer, som jeg mødes med fysisk, når det er muligt.
- passet mine relationer og familie med telefonsamtaler eller på Face time.

Onlinemarkedet eksploderede og flød over med kurser, foredrag, onlinesalg mm. YouTube, postcast, Facebook åbnede nye muligheder. Få styr på ..... på 3, 5, 7 eller 9 uger. 3,5,7 trin til ......

Min vej er ikke et hurtigt kursus eller hurtige trin. Jeg har brug for tid til at finde min vej online.

Invitationer til at holde foredrag på zoom eller teams, har jeg sagt ja tak til. Det var svært, krævede mod og overvindelse, men stille og roligt blev jeg fortrolig med det.

Stor var glæden, da det omsider blev muligt at møde mennesker igen. At gense mine kunder og genoptage projekter – at være i gang.

Har det været svært? Ja. Det har været meget svært. Frygten for ikke at kunne klare mig, frygten for at måtte lukke mit firma har været stor. Skuffelserne over projekter og opgaver, der blev aflyst har været store.

Jeg har gjort en indsats hver eneste dag, gået med det mulige, arbejdet med mit mod, min tillid og min disciplin. Jeg har vovet nyt også når jeg blev ked af det og bange. Nytænkning, daglige gode rutiner, at mødes online, at vove nyt, at lære nyt har været vejen.

Folkeoplysningen har åbenlyse muligheder:

- At skabe rum og inspiration til det individuelle – pas på dig selv. Pas på hinanden i trygge rum.
- At inspirere til gode vaner i hverdagen, gode rutiner kombineret med gruppeaktivitet online og i fysiske møder, når det er muligt.
- At tilbyde aktiviteter – skriv, fortæl, mal, strik, kig på din slægt, opdag din by, din natur, opdag dig.
- At inspirere til at finde nye interesser og møde nye mennesker.
- At finde mening og lær dig selv at kende, når verden forandres.
- Stå ved dig. Bliv klog på dig.
- At sætte ord og billeder på ensomhed.

Vi har skullet lære at leve med det uforudsigelige

Vi har brug for (nye) fællesskaber, når vi skal vænne os til noget nyt.

Uanset hvad det nye er, så er det "stressende," da vores hjerner foretrækker det kendte.

Hjernen forsøger hele tiden at finde mønstre, som kan passe ind i de "kasser," som den har i forvejen af noget velkendt.

Coronaen har tvunget os ud af det kendte, og vi har skullet lære at leve med det uforudsigelige, det uvisse, at vi ikke har kontrol, og at vi godt kan bruge tid og energi på planlægning, men ofte er det spildte kræfter.

I sådanne situationer har vi brug for at være sammen - online eller fysisk - for at få inspiration, få udfordret vores vanetankegang - ja, få "ilt" til alle vores tanker. Opleve andres måde at tænke på, deres reaktioner osv.

Forskning viser, at 90-95 % af vores tanker, er de samme, som vi tænkte i går og dagen før, og dagen før, ... - ja, vi har brug for ilt til, at vi tør tænke anderledes.

Tendensen er, at vi lever mere og mere i ekkokamre: at vi omgås dem, som vi er (nogenlunde) enige med, får de nyheder på de sociale medier, som matcher det, som vi selv tænker.
Det er jo ikke noget nyt fænomen, vi har altid valgt at omgås dem, vi ligner ("Sig mig hvem du omgås, og jeg kan sige dig, hvem er du er"). De fleste valgte tidligere at få tolkningen af, hvad der skete i verden, ved at vælge avis ud fra partifarve (det gør vi stadig, men færre holder avis).

Udfordringen bliver større nu, da vi har fået en øget frihed til selv at vælge: vi er ikke længere tvunget til at være i nogen social kreds: hverken lokalområdet, arbejdsplads, foreningen eller familien. Vi har friheden til at flytte os, når vi ikke længere bryder os om lugten i bageriet.
Det er jo en stor gave, men medaljen har også en bagside: vi får færre "læresteder" til at vænne os til og acceptere mangfoldigheden, lære at se en sag fra flere sider, lære samarbejde og ikke mindst blive opdraget til demokrati.

Det handler ikke alene om viden og information - ja, jeg vil faktisk påstå, at vi hele tiden bliver overstimulerede med det, men mangler rum til at sortere og bearbejde - sammen med andre og ikke kun i ekkodale.

Det nye behøver ikke at være corona: andres måde at tænke og handle på, giver alligevel inspiration/"ilt" til vores eget forsøg på at skabe nye veje i hjernen.

I det hele taget har vores hjerner brug for al mulig inspiration til at skabe nye forbindelser i hjernen, så vi tør bryde de gamle og opdage mulighederne.

Her har folkeoplysningen en vigtig funktion!

Personligt har jeg kunnet mærke, at dette er blevet vigtigere her i coronatiden: deltagerne i undervisningen har været mere åbne end tidligere. Og muligheden for at dele usikkerheden, frustrationerne med andre end dem, som man omgås i hverdagen, har været vigtigt. Men også at kunne give støtte, dele erfaringer med at tackle det ukendte er lige så vigtig.

Corona eller ej så stiger forandringshastigheden eksponentielt, og mit bud er, at folkeoplysningen skal tage den opgave på sig: at hjælpe kursisterne til at tackle de enorme forandringer, evne at se forandringernes muligheder og risici.

Tidligere var viden den vigtigste ressource, hvor ikke mindst folkeoplysningen havde en vigtig rolle. Nu er al viden tilgængelig (på din smartphone) så nu er der brug for kundskab til at bruge viden og lære at leve, der er det vigtige.

"Vi skal give os tid, ikke blot for at hjælpe, men også for at lære af hinanden. Det burde ikke være svært at behandle enhver med respekt. Vi skal møde vore medmennesker med åbenhed. Andres livshistorie kan gøre os klogere. At spejle sit liv i de andres kan være tankevækkende og inspirerende.
Man lærer sig selv at kende i mødet med andre."
Citat: Dronning Margrethes Nytårstale 2021

Lone Rytsel – Skoleleder, foredragsholder, underviser, forfatter og projektleder w

www.Sandvig-Folkeoplysning.dk – mail: lone@lonerytsel.dk

Folkeoplysningens rolle i en coronatid

DOF – Sandvig Folkeoplysning og Fortælleværksted har indtil videre overlevet Covid-19 med nedlukninger og begrænsninger. Sikkert fordi vi ikke tillod os at blive begrænset.

Vi kunne ikke undervise fysisk i perioder, så vi blev nødt til at tænke i andre muligheder. Vi var en nystartet skole fra 2019, og var begyndt ganske småt, men klar til at sætte alle sejl til i 2020, og havde planlagt mange kurser, foredrag og andre aktiviteter, da vi blev lukket ned i marts 2020.

Vi søgte kompensationsordninger, men måtte levere dem tilbage, da ordningerne krævede en sammenligning med året før, hvor vi var ganske nystartede og havde et lavt aktivitetsniveau, så vi blev nødt til at tænke i andre baner.

Online undervisning på Zoom var en hel ny og uvant verden for os. Men alle undervisere deltog i de kurser, der blev mulighed for, og blev hurtig klar til at afprøve med tilbud til vores kursister.
Det var nemt for nogle og umuligt for andre, men jo længere tid, der gik, lærte de fleste kursister at være med og begyndte at holde af den form for undervisning.

Jo mere vi gjorde, jo bedre føltes det som at være sammen fysisk. Tavle undervisning var stadig en mulighed, men gav ikke så meget plads til spontanitet. Der skulle mere planlægning til. Man skulle som underviser tænke i detaljer inden. Men så var fordelen også, at ingen behøvede at være bange for coronasmitte, og geografiske afstande blev mindre og børnepasning kunne klares samtidig med undervisningen, hvis børnene var lagt i seng.

Men også andre metoder kan tages i brug.

Vi fandt ud af, at onlineundervisning i et fag, der har en konkret viden, der skal indlæres, glimrende kan gennemføres ved hjælp af undervisningsmateriale, gode spørgsmål og en meget grundig planlægning, en netforbindelse og en god mail.

I 2021 har vi gennemført flere af den slags kurser, og alle evalueringer viste, at deltagerne var glade for undervisningen. De kunne løse opgaverne,

når de havde tid og i den hastighed, der passede dem. De savnede det fællesskab, der er ved fysisk fremmøde, men så indførte vi nogle Zoom møder, så de kunne se hinanden og udveksle erfaring.
Men netop den metode, gør det muligt at forberede sig til videreuddannelse på trods af fuldtidsarbejde, familie og børn. Og så er det ganske uafhængigt af, hvor deltagerne bor. Vi har haft kursister fra Færøerne og danskere, der er bosat i udlandet.

Folkeoplysningen har her en stor opgave og et stort ansvar for at kunne afhjælpe og tilbyde undervisning på nye måder, og så naturligvis også skabe nye partnerskaber og dermed nye muligheder for udvikling af vores gamle folkeoplysningslov.

Hvem er vi?

DOF – Sandvig Folkeoplysning og fortælleværksted er en mindre skole, der tilbyder undervisning på små hold. Det skaber en tæt social kontakt, så alle bliver hørt og kan komme til orde.

Vores interesser er primært på sundhed, såvel fysisk som psykisk, men vi tilbyder også meget andet, herunder forfatterskole, fortælleværksted og ordblindeundervisning.

Vi har mange års erfaring med folkeoplysning og undervisning af voksne, også voksne med forskellige udfordringer.

Emner til undervisning besluttes i fællesskab med kursister og undervisere og gerne i forhold til samfundsudviklingen og aktuelle ønsker og behov.

Vi afholder både undervisning og foredrag på ZOOM, som fjernundervisning via video, mail og telefon samt fysisk i vores lokaler.

Vi afholder desuden undervisning og foredrag på virksomheder, skoler og på messer, og kan bookes til besøg.

Foreningens primære formål er at forestå folkeoplysende voksenundervisning, fortælleaktiviteter, foredrag og debat inden for folkeoplysningslovens rammer for at styrke deltagernes personlige, sociale og faglige kompetencer, og dermed fremme forståelse for medborgerskab og demokrati, samt skabe et samlingssted med mulighed for socialt samvær for at voksne med specielle udfordringer kan komme til orde og blive synlige ved at få mulighed for at fortælle deres egen historie og få sat ord på den.

Undervisningstilbud udvikles i samarbejde med deltagerne og ud fra ønsker og behov i forhold til samfundsudviklingen og livsvilkår, og herunder med fokus på fysisk og mental sundhed. I forhold til ændrede undervisningsmuligheder, benyttes onlineundervisning, når det er formålstjenligt.

Konklusion

I denne lille bog, har vi forsøgt at tænke over og skrive ud fra nogle påstande:

"Coronatiden har vendt op og ned på vores normale liv, men folkeoplysningen kan være med til at hjælpe os til at vende tilbage til normale tilstande eller lære at leve med de vilkår, der er. Vi kan blive klogere på og udvikle kompetencen til at kombinere undervisning og sundhedsskabende aktiviteter og samtidig beskrive deltagernes udvikling."

"Corona skabte ændrede livsvilkår for mange, som også andre udefrakommende påvirkninger kan gøre."

"Folkeoplysningen – aftenskolerne – kan være medvirkende til at afhjælpe et samfundsproblem som fx Corona, men også andre livsforandringer"

Det blev til mange forskellige spændende udgaver til inspiration for år 2022 og fremover, da vi vil fortsætte med at arbejde med emnet.

Tak til Dansk Oplysningsforbund for at yde tilskud til projektets beskrivelse af vores indsats og ideer, og tak til underviserne og kursisterne, der gennemførte undervisningen.

Lone Rytsel

Skoleleder og projektleder

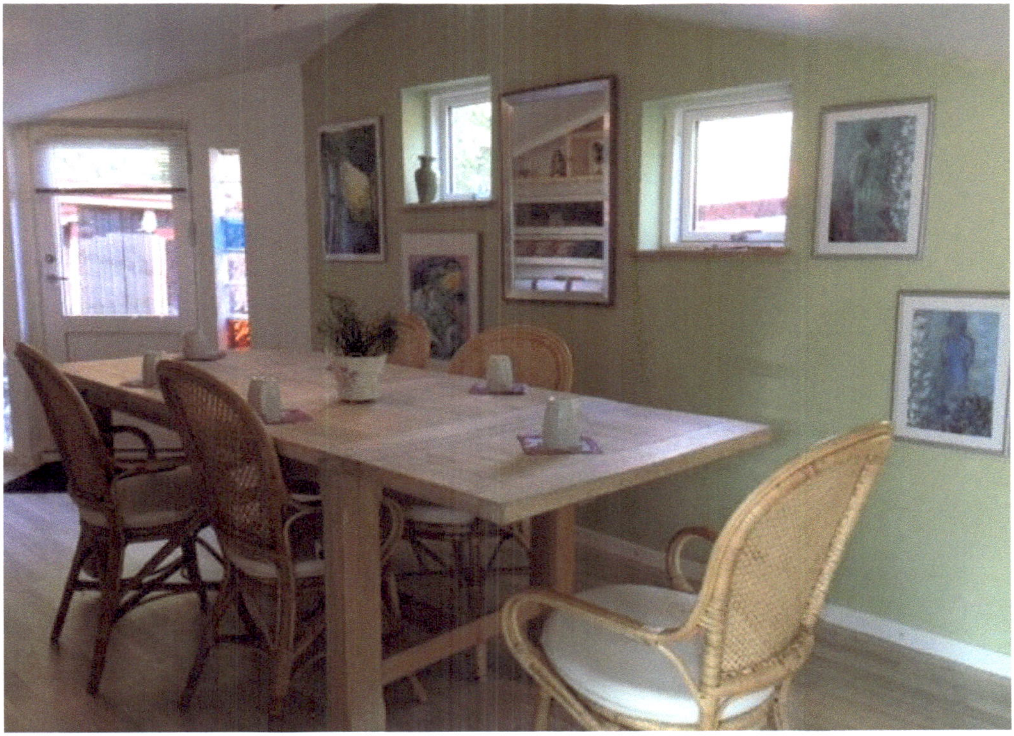

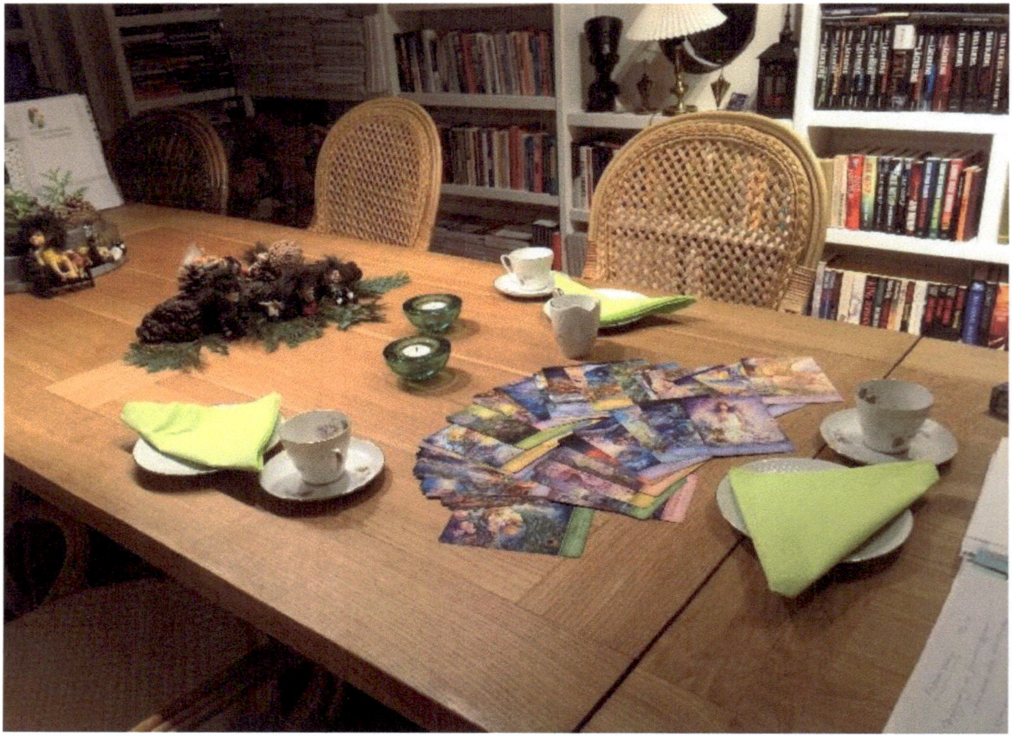